DE

L'ÉPIDIDYMITE

SYPHILITIQUE

PAR

Gaston PASCALIS
Docteur en médecine de la Faculté de Paris.

PARIS
A. PARENT, IMPRIMEUR DE LA FACULTÉ DE MÉDECINE
A. DAVY, successeur
52, RUE MADAME ET RUE MONSIEUR-LE-PRINCE, 14

1884

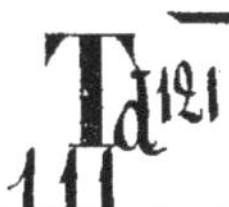

DE

L'ÉPIDIDYMITE

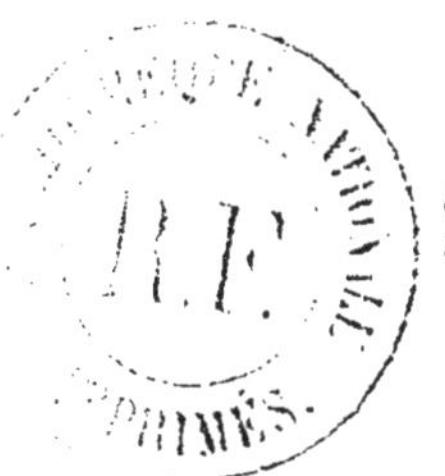

SYPHILITIQUE

PAR

Gaston PASCALIS
Docteur en médecine de la Faculté de Paris.

PARIS
A. PARENT, IMPRIMEUR DE LA FACULTÉ DE MÉDECINE
A. DAVY, successeur
52, RUE MADAME ET RUE MONSIEUR-LE-PRINCE, 14

1884

A MON PÈRE

A MA MÈRE

A MES PARENTS

A MES AMIS

A M. LE DOCTEUR PAUL RECLUS
Professeur agrégé à la Faculté de médecine de Paris,
Chirurgien des hôpitaux,
Membre de la Société de chirurgie.

Témoignage de respectueuse reconnaissance.

A MON PRÉSIDENT DE THÈSE

M. LE PROFESSEUR FOURNIER

Professeur de clinique à la Faculté de médecine,
Médecin de l'hôpital Saint-Louis,
Membre de l'Académie de médecine,
Chevalier de la Légion d'honneur.

A MON PREMIER MAITRE DANS LES HÔPITAUX

M. ALPH. GUERIN

Agrégé libre de la Faculté de médecine,
Chirurgien honoraire des hôpitaux,
Président de l'Académie de médecine,
Commandeur de la Légion d'honneur.

A LA MEMOIRE DE M. LASÈGUE

Professeur de clinique de la Faculté de Paris.

A MES MAITRES DANS LES HOPITAUX

DE

L'ÉPIDIDYMITE SYPHILITIQUE

INTRODUCTION.

Ce travail comprendra la localisation syphilitique sur l'épididyme seul ; mais comme le testicule est pris souvent en même temps que cet organe (que la lésion testiculaire soit précoce ou consécutive à la lésion épididymaire) nous dirons quelques mots de l'orchi-épididymite et du sarcocèle syphilitiques que nous trouvons signalés dans tous les auteurs.

Quoi qu'il en soit, notre sujet est bien délimité, et que le syphilome nodulaire apparaisse à la période secondaire ou à la période tertiaire des accidents syphilitiques, ses symptômes sont nettement accusés et démontrés, soit qu'il revête la forme chronique (c'est le cas le plus fréquent), soit qu'il révête les formes subaiguë et aiguë.

Les travaux sur ce sujet datent de ces derniers temps : MM. Dron, Fournier, Balme, Tédenat, Reclus s'en sont occupés spécialement ; nous aurons souvent dans le courant de cette étude à nous servir de leur autorité.

Grâce aux observations qui nous ont été communiquées, la forme aiguë de l'épididymite, peu étudiée jusqu'ici, pourra prendre place dans le cadre nosologique des accidents de la vérole.

Nous sommes heureux aussi de l'occasion qui nous est donnée de pouvoir exprimer publiquement notre vive reconnaissance à M. le Dr Reclus pour la bienveillance qu'il nous a toujours témoignée dans le cours de nos études médicales, ainsi que pour ses excellents conseils dont il ne s'est jamais montré avare à notre égard.

Qu'il nous soit permis de remercier M. Horteloup pour l'empressement avec lequel il nous a communiqué ses observations, ainsi que M. Dron qui a bien voulu se mettre à notre disposition pour nous donner des conseils.

HISTORIQUE.

Beaucoup d'auteurs parlent de la syphilis génitale, mais pour tirer de ce chaos scientifique une étude claire et précise de l'épididymite syphilitique, il faut remonter au mémoire de Dron (1).

Avant ce travail les affections aiguës et chroniques du testicule étaient confondues avec le cancer et les tubercules, même certaines lésions scrofuleuses furent décrites à ce moment comme des lésions syphilitiques.

Après avoir parcouru les différents syphiliographes qui ont étudié le sarcocèle syphilitique, nous trouvons peu d'auteurs qui se soient spécialement occupés de l'épididymite syphilitique: nous pouvons citer Astruc (2), J. Hunter (3), B. Bell (4), Petit-Radel (5), Astley Cooper (6), Dupuytren (7), puis nous arrivons à Ricord (8).

Pour ce dernier auteur la blennorrhagie donne lieu à l'inflammation de l'épididyme; la syphilis n'envahit ni

(1) Archives générales de médecine, novembre et décembre 1863.

(2) Traité des maladies vénériennes.

(3) Œuvres complètes. Traité de la maladie vénérienne, 1841.

(4) Traité de la gonorrhée virulente. Traduct. Bosquillon. Paris, 1802, tome II.

(5) Cours de maladies syphilitiques, t. I.

(6) Diseases of the testis. London, 1835. — Œuvres chirurgicales, 1837.

(7) Leçons orales, t. IV.

(8) Testicule syphilitique, 1838.

Sarcocèle syphilitique. Addition à Hunter.

l'épididyme, ni le canal déférent (1), à moins que le syphilitique ne contracte une blennorrhagie ; cette uréthrite pourra devenir l'occasion d'un sarcocèle syphilitique.

En 1840, ce même auteur parle du sarcocèle syphilitique ; il existe en dehors de la blennorrhagie ; le syphiliographe français insiste sur les altérations de l'épididyme, sur les petites bosselures que l'on peut sentir au niveau de la tête.

Cinq ans plus tard, Ricord qui avait affirmé que le sarcocèle pouvait suppurer, le nie à ce moment : « Le testicule syphilitique, dit-il, ne suppure jamais. »

Même changement d'opinions de ce syphiliographe lorsqu'il s'agit des altérations de l'épididyme et du canal déférent ; l'intégrité de ces organes est absolue, c'est pour lui une loi immuable.

A partir de ce moment la question n'avance plus (2).

Hélot (de Rouen) (3) fait une excellente monographie sur le testicule syphilitique ; pour lui l'épididyme serait sain, comme l'a dit Ricord, cependant il ajoute : « Ceci est vrai dans l'immense majorité des cas, mais il nous paraît incontestable aussi que l'épididyme et le canal déférent subissent quelquefois des modifications pathologiques liées à celles du corps même du testicule (p. 107). » Ceci est vrai souvent, mais l'épididyme seul peut être envahi.

(1) Gazette des hôpitaux, p. 502-577, 1845.

(2) Traité pratique des maladies vénériennes.

(3) Mémoire sur le testicule syphilitique. (Journal de chirurgie, 1846.)

Nous ne faisons que citer Bassereau, Diday (1), Montanier (2), Follin (3), Curling, qui ne font que signaler la lésion.

Ce fut Dron qui le premier traça nettement l'épididymite syphilitique sans lésion testiculaire. En 1863 il observa et traça de main de maître la lésion épididymaire d'après une série d'observations recueillies dans les hôpitaux de Lyon.

Il étudie séparément les lésions de la période secondaire et de la période tertiaire ; on trouve seize observations dans son mémoire.

Quatorze fois la lésion existait sans affection du testicule ; deux fois il y eut en même temps sarcocèle (4).

Il discute même la question de la blennorrhagie, et, dit-il, « sur les seize malades dix n'en ont jamais eu ; quant aux autres, leurs observations mêmes prouvent que la blennorrhagie doit être mise hors de cause. En effet, chez quatre d'entre eux (5) l'uréthrite ne s'était pas compliquée d'épididymite et la guérison de la chaude-pisse avait précédé de plusieurs années ou au moins de plusieurs mois l'apparition de la tumeur épididymaire. Un malade (obs. IX) avait eu une ancienne blennorrhagie compliquée d'épididymite, mais l'inflammation s'était développée à gauche tandis que l'engorgement syphili-

(1) Exposition pratique et critique des nouvelles doctrines sur la syphilis, 1858.

(2) Traité pratique des maladies vénériennes. (Maisonneuve et Montanier), p. 326.

(3) Traité de pathologie ext., t. I, p. 706.

(4) Archives générales de médecine, 1863, obs. XV, XVI.

(5) Archives générales de médecine, obs. X, XI, XII, XIV.

tique s'était manifesté à droite. Un seul malade (1) pourrait donner lieu à discussion : en même temps que la syphilis il avàit une blennorrhagie, mais en considérant les caractères de la lésion de l'épididyme, son indolence son siège, l'influence du traitement, on rejettera l'idée d'une complication blennorrhagique (2). »

Dron discute la question de tubercules qui auraient pu donner lieu aux mêmes symptômes, mais sous l'influence du traitement la lésion n'aurait pas rétrocédé; en outre les malades n'avaient aucun signe de tuberculose. Il élimine de même l'idée de kystes ou de tumeurs de mauvaise nature.

Il localise la lésion sur la tête de l'épididyme, une seule fois la tumeur siégeait sur la queue (3) ; en outre la lésion était bilatérale dans neuf cas ; il trace ensuite les symptômes : le plus souvent la tumeur est indolente, mais quelquefois on peut avoir des douleurs plus ou moins intenses. Il cherche l'époque d'apparition de la maladie, et il la met secondaire et tertiaire.

Dron reste muet à propos de l'étude anatomo-pathologique. « Dans la plupart des cas, dit-il, la lésion syphilitique de l'épididyme est certainement formée comme celle du testicule par des productions fibro-plastiques qui se condensent en tissu fibreux. »

Avant lui il restait entendu pour les auteurs qu'à l'inverse de ce qui se passe pour la tuberculose ou les tumeurs malignes, l'épididyme dans la syphilis n'était

(1) Archives générales de médecine, obs. XII.
(2) Archives générales de médecine, 1863, novembre, p. 529.
(3) Archives générales de médecine, 1863, nov., obs. XIV.

envahi que secondairement ; le testicule était toujours atteint le premier. Dron s'élève le premier contre cette idée et il décrit une épididymite indépendante du sarcocèle.

En 1866, Lancereaux (1) reproduit les conclusions du mémoire de Dron. Il dit plus loin : « Cette affection occupe de préférence l'épididyme, tandis que plus tard c'est la glande elle-même qui est tout particulièrement atteinte. »

Rollet (2), Jullien (3) acceptent l'épididymite, mais ne l'ont pas observée. Sigmund la croit liée à la lésion testiculaire et Kocher (de Berne) (4) dit que la syphilis primitive de l'épididyme étudiée par Dron est contestée par les autres auteurs.

Balme (5) étudie la question en se fondant sur un grand nombre d'observations tirées de la clientèle de M. le professeur Fournier. D'après ses observations la lésion de l'épididyme s'est produite de deux à quinze mois après le début de l'affection.

M. le professeur Fournier (6) en fait un accident secondaire, le plus souvent, mais il étudie surtout le sarcocèle syphilitique.

Tédenat (7) dit que l'épididymite syphilitique est rare ;

(1) Traité de la syphilis.

(2) Traité des maladies vénériennes, 1865, p. 878-888.

(3) Traité pratique des maladies vénériennes, p. 296, p. 774.

(4) Handbuch der Allgemeinen und speciellen Chirurgie, von Pitha und Billroth. B. III, 1871-75.

(5) Thèse pour le doctorat. Paris, 1876. De l'épididymite syphilitique.

(6) Du sarcocèle syphilitique. Extrait du Mouvement médical, 1875.

(7) Montpellier médical, 1881, juillet-décembre. Etude sur les affections syphilitiques du esticule.

il cite Balme qui ne l'a observée que 18 fois sur 2,300 observations de syphilitiques ; il donne cette lésion comme secondaire sans dire cependant qu'on ne puisse pas l'observer à une période plus avancée. Il a une observation (1) où cette épididymite est survenue 5 ans après l'accident primitif. L'infiltration diffuse du cordon peut aussi se voir comme complication, et la vaginale, d'après lui, serait plus souvent intéressée que ne l'indiquent la plupart des syphiligraphes ; elle serait toujours intéressée quand les lésions envahissent tout l'épididyme. L'observation de M. le Dr Kirmisson en est une preuve (2).

Nous arrivons à MM. Gosselin et Walther (3) et aux travaux de M. Reclus (4).

M. Gosselin décrit l'épididymite syphilitique.

M. Reclus en cite deux observations plus tard (5), dont l'une était le type d'une épididymite aiguë (obs. I de ce travail).

Le dernier travail est fait par M. Rohmer, il donne un résumé complet de tous les auteurs qui ont étudié la question ; il décrit l'épididymite syphilitique, mais il ne se prononce pas au point de vue de la période à laquelle cette lésion peut apparaître.

(1) Montpellier médical, 1881, juillet-décembre. Etude sur les affections syphilitiques du testicule, obs. X.

(2) Thèse agrégation. Paris, 1883, obs. II, p. 84-85. Rohmer.

(3) Nouveau Dictionnaire de médecine et de chirurgie pratiques. Article Testicule. T. XXXIV.

(4) De la syphilis du testicule. Paris, 1882.

(5) Clinique et critique chirurgicales. Paris, 1884.

ANATOMIE PATHOLOGIQUE.

Deux cas peuvent se présenter:

L'épididyme est seul envahi;

La lésion épididymaire est accompagnée de lésions testiculaires et du cordon.

Nous envisagerons le cas où la lésion épididymaire existe seule.

Comme la maladie rétrocède sous l'influence d'un traitement bien dirigé et que la lésion n'est pas assez grave pour entraîner la mort, on ne trouve pas d'autopsie, sauf un cas rapporté par Sir Brodie, et dans lequel on trouva des lésions semblables à celles de l'orchite simple (1).

C'est donc par pure hypothèse que l'on pourra se représenter théoriquement la marche de la lésion ainsi que sa formation.

L'enveloppe fibreuse admise par M. le professeur Ch. Robin, qui entoure l'épididyme et qui est adhérente à la vaginale en certains points, pourra s'enflammer spontanément ou sous l'influence d'une cause occasionnelle quelconque aussi bien que l'albuginée qui entoure le testicule ; si elle s'enflamme par places, par points circonscrits, il y aura d'abord hyperhémie vasculaire à ce niveau, agglomération d'éléments embryonnaires qui pourront s'organiser et donner lieu à du tissu conjonctif, lequel tissu à l'état adulte formera ces noyaux, ces petits

(1) Th. Paris, 1876. Balme.

nodules que l'on peut sentir au niveau de l'épididyme; il y aura une véritable épididymite interstitielle.

La lésion à ce moment pourra-t-elle donner naissance à une gomme par suite de la régression du produit? Nous ne pouvons pas le dire: mais nous serions disposé à admettre, d'après l'observation I (inédite) de notre travail, où nous voyons la coexistence de la lésion épididymaire avec une gomme de la joue, que dans ce cas nous avions sous les yeux une ou plusieurs petites gommes en voie d'évolution dans l'épididyme, présentant les mêmes caractères que la lésion de la joue; tout disparut par le traitement. Ce n'est là qu'une pure hypothèse, et des recherches ultérieures sont nécessaires pour affirmer le fait.

Les bourses sont toujours saines, le scrotum conserve sa couleur normale, les parois glissent librement sur les tissus sous-jacents; testicule et épididyme sont nettement séparés l'un de l'autre.

La vaginale peut être intéressée. Pour Tédenat (1) la lésion vaginale serait moins rare qu'on ne le croit habituellement; en effet, trois fois il a constaté un épanchement appréciable coïncidant avec un syphilome nodulaire du globus major; dans deux cas il a pu percevoir par la palpation la sensation de frottement doux ressemblant au bruit de cuir neuf (vaginalite sèche); sur un de ses malades il vit, trois ans après, une hydro-hématocèle ou plutôt une hématocèle franche, due certainement à la vaginalite passée à l'état chronique (2).

(1) Montpellier médical, 1881, p. 438-724.

(2) Montpellier médical, 1881, obs. IV.

Dans les quatorze observations de Dron, il y eut une fois épanchement concomitant de la tunique vaginale ; nous n'avons pas de vaginalite avec épanchement dans les observations de M. Horteloup. Pas de lésion de la vaginale dans nos quatre observations d'épididymite aiguë ; M. Balme ne signale pas de liquide entre les feuillets dans les vingt observations de son travail (1).

Les fonctions génésiques sont conservées ; l'excrétion du sperme se fait normalement. Dans deux cas on a constaté la présence des spermatozoïdes (2).

D'autres lésions peuvent venir s'ajouter : nous y insisterons peu. Le cordon peut être pris, mais rarement (Tédenat). Il peut y avoir sarcocèle, et dans ce cas, si la lésion testiculaire est avancée, l'épanchement de la vaginale tend à se résorber, la vaginalite revêt la forme plastique ; il y aurait même souvent une pachy-vaginalite. Si la syphilis est âgée, on trouve des dépôts caséeux dans les deux organes, comme le prouve une autopsie faite par Hamilton (3). Les deux organes sont déformés ; l'épididyme tend à diminuer de volume, il s'aplatit comme un ruban sur le bord postéro-supérieur du testicule tuméfié (Ricord). Plus souvent il est anémié, blanchâtre, tassé pour ainsi-dire par la coque qui l'enserre de tous côtés, mais ses dimensions ne changent guère ; du reste la lésion scléreuse serait plus accentuée sur l'épididyme que sur le testicule (4).

(1) Th. doctorat. Paris, 1876. De l'épididymite syphilitique, p. 35.
(2) Archives générales de médecine, 1881, obs. I, p. 519.
(3) Hamilton. Essay on syphilitic sarcocele. Dublin, 1840.
(4) Reclus. Syphilis du testicule. Paris, 1882.

Quels sont les rapports des lésions épididymaires et testiculaires? Sur quatorze cas recueillis par M. le Dr Reclus, huit fois testicule et épididyme étaient pris à la fois, six fois testicule était seul envahi.

EPIDIDYMITE GOMMEUSE.

Cette lésion existe-t-elle sans gomme testiculaire ?

Nous ne trouvons rien dans les auteurs ; mais il est facile de comprendre que, sous l'influence du traitement, la lésion n'ait pas eu le temps de se former. Peut-être, comme nous le disions plus haut, a-t-on pris des gommes naissantes de l'épididyme pour une simple hyperplasie conjonctive, produits bientôt anéantis par le traitement. Dans notre observation I, il y eut en même temps une gomme de la joue : dans ce cas-là, l'épididymite était tertiaire.

Peut-on considérer le fait suivant et le prendre pour démontrer l'existence de cette forme gommeuse ? Il s'agit d'un malade syphilitique depuis vingt ans et qui était affecté de fistules épididymaires en même temps que de deux périostoses humérale et cubitale. Ces fistules non traitées remontaient à une année ; stationnaires depuis ce temps elles se fermèrent et guérirent par le traitement (1).

Époque d'apparition. — A quel moment de la syphilis apparaît la lésion épididymaire ?

Pour Dron, l'épididymite apparaît en moyenne trois

(1) Berthole. Union médicale, 1868.

mois après l'accident primitif; elle serait donc secondaire.

D'après les observations de M. le professeur Fournier elle s'est montrée huit fois entre deux et quatre mois, six fois, entre le cinquième et le quatorzième mois, huit fois entre deux et huit ans, une fois quinze ans après le début de l'affection.

Pour Tédenat, l'épididymite peut être secondaire; d'après ses observations, elle serait tertiaire quand elle apparaît deux ans et demi après l'accident primitif; et on trouve trois malades chez lesquels l'épididymite survint trois ans, trois ans et demi et cinq ans après le chancre.

Sur nos dix observations la lésion fut secondaire (obs. III, V, VI, VII, VIII, IX, X) sept fois; tertiaire, deux fois (obs. I, IV); une fois, le début de la syphilis est resté ignoré : la lésion épididymaire coexistait avec des accidents syphilitiques (plaques muqueuses anales et buccales, syphilides papuleuses, gomme). Quatre fois elle s'est montrée à l'état aiguë, six fois elle s'est montrée sous la forme chronique.

On voit donc que l'inflammation de l'épididyme peut revêtir la forme aiguë; mais le plus souvent elle suit une marche chronique, plus rarement subaiguë; en outre, elle est fréquemment secondaire, mais elle peut être tertiaire (obs. I, IV), qu'elle soit aiguë, subaiguë ou chronique.

Est-ce que l'épididymite syphilitique est une maladie fréquente?

Sur des malades affectés de lésions syphilitiques des organes génitaux, Balme ne l'a vue que treize fois sur

2,300 cas ; sur 200 observations, Dron ne l'a vue que seize fois ; enfin Tédenat, sur 32 cas ne l'a trouvée que huit fois : M. Reclus sur 14 malades n'a pas trouvé de cas où la vérole se soit limitée à l'épididyme.

Siège de la lésion. — Le syphilome nodulaire peut envahir un seul ou les deux épididymes, être bilatéral ou unilatéral, et siéger sur une partie ou sur la totalité de l'organe. Le canal déférent peut être pris.

Sur les quatorze cas rapportés par Dron, la lésion fut sept fois bilatérale, mais elle l'était à un degré différent sur les deux organes. M. Balme n'a trouvé que cinq fois les deux organes intéressés sur vingt observations. En regardant les trente-deux cas de Tédenat, trois fois seulement la lésion fut bilatérale. Dans nos observations sur dix cas, elle fut deux fois bilatérale (obs. III, X).

Elle semble donc plus souvent unilatérale, cinq fois sur 32 cas (Tédenat), 7 fois sur 14 (Dron), 17 fois sur 20 (Balme), 8 fois sur 10 d'après nous.

En résumé la lésion est plus souvent unilatérale, et elle se fixerait avec une égale fréquence à droite et à gauche.

La tête de l'organe est le plus fréquemment atteinte : 13 fois sur 14 la tête s'est trouvée envahie par l'inflammation (Dron), une fois seulement la queue : 16 fois, dit Balme, elle est prise sur 20 cas.

Que la lésion épididymaire soit bilatérale ou unilatérale, elle se complique souvent de lésions testiculaires ; 30 fois sur 70 cas (Balme), 2 fois sur 16 (Dron), une fois sur 10 observations (obs. X).

ETIOLOGIE.

La syphilis seule est la cause de l'épididymite. Pour M. Verneuil l'inflammation envahirait de préférence l'organe affecté d'une tare; ajoutons à cela les fatigues et les excès.

Quelle est la cause occasionnelle ? Les malades accusent un effort, une fausse position ; les uns une marche prolongée, les autres un traumatisme (1). Nous trouvons la blennorrhagie notée dans beaucoup de cas ; et on pourrait considérer cette uréthrite comme un véritable traumatisme interne pouvant amener une inflammation voisine, cette dernière étant une cause puissante d'une détermination pathologique. MM. Hélot et Gosselin semblent nier cette cause. Quoi qu'il en soit, on ne peut nier que chez un sujet scrofuleux un traumatisme ne puisse pas donner naissance à une tumeur blanche, tandis que chez un sujet sain aucune lésion ne se produira ; de même chez le syphilitique l'organe est souvent fatigué, une blennorrhagie ou toute autre cause pourra donner naissance à la localisation de l'inflammation sur l'épididyme.

Le développement spontané peut donc rester la règle, et la loi de Dupuytren reste vraie, à savoir que l'apparition sans cause connue d'une tumeur épididymaire ou testiculaire chez un individu syphilitique doit a priori faire soupçonner la nature spécifique de la lésion (2).

(1) Obs. IV.

(2) Leçons orales, t. IV.

SYMPTOMATOLOGIE.

Le plus souvent l'affection évolue à la sourdine et ne se traduit chez le malade par aucun symptôme qui lui donne l'éveil; d'autres fois le sujet ressent une pesanteur, une douleur sourde du côté atteint, la marche même augmente la douleur; enfin, quelquefois, le début est brusque, subit, la douleur est aiguë et l'affection ressemble à une orchite blennorrhagique.

La forme chronique peut s'installer d'emblée, ou succéder aux formes subaiguë et aiguë, les douleurs disparaissent et la marche chronique se déroule; le plus souvent le début passe inaperçu, le malade ne peut dire depuis combien de temps il porte sa lésion; il ne s'en aperçoit même pas et il est très étonné quand le médecin lui signale une tumeur à cet endroit; la pression ne révèle aucune douleur, les bourses sont saines. Le testicule ne présente pas de noyaux, et, par la pression, le malade ressent la douleur constrictive, empoignante normale. En outre, par la palpation on peut sentir l'épididyme augmenté de volume, soit au niveau de la tête, soit au niveau de la queue; à cette place l'organe présente une, plus souvent plusieurs bosselures plus ou moins volumineuses faisant corps avec l'épididyme et qui semblent, par leurs caractères aphlegmasiques n'être, comme l'a très bien dit M. le professeur Fournier, qu'un néoplasme déposé à froid dans le tissu épididymaire.

Ces bosselures ou ces nodules se présentent sous forme de petites masses dont le volume est peu considérable ; elles ont la grosseur d'une lentille, d'un pois, d'une olive, d'une noisette jusqu'à celle d'une noix (1); elles sont irrégulières, à surface bosselée.

Dron leur donne une consistance solide et résistante mais à des degrés divers ; elles acquièrent une dureté cartilagineuse dans les engorgements anciens, leur surface reste inégale, bosselée ; par la palpation on croirait sentir un pois, un haricot introduit dans l'épididyme sain.

D'après Balme, le nodule récent aurait un volume plus considérable, la sensation serait moins ferme, moins dure et la tumeur moins irrégulière ; ancien, ce nodule aurait quelquefois une consistance cartilagineuse, pierreuse (Dron).

Si la tumeur est volumineuse elle s'applique contre le testicule sans jamais l'emboîter, on peut toujours séparer l'organe du testicule. Les fonctions génésiques sont conservées ; les spermatozoïdes existent.

Pas de symptômes généraux.

Si la maladie est abandonnée à elle-même, la tumeur peut durer indéfiniment : sous l'influence d'un traitement les bosselures disparaissent, la maladie se termine par résolution. En deux mois (Dron) quelquefois un mois, un mois et demi tout a disparu. Les malades attentifs voient leur grosseur s'isoler, se détacher et diminuer de volume (Dron). Dans les cas où il y a une vaginalite,

(1) Obs. III.

l'épanchement disparaît peu à peu, la guérison peut être complète.

Plus de la moitié des cas, dans les auteurs, ont une marche chronique ; peut-être trouverait-on un nombre plus considérable de lésions épididymaires, si, comme le recommande M. le professeur Fournier, on examinait les bourses de tous les syphilitiques qui viennent vous consulter.

D'autres fois le malade ressent quelques douleurs sourdes au niveau des bourses, douleurs remontant le long du cordon correspondant. Cette forme subaiguë peut être primitive (cas le plus fréquent) ou bien elle succède à la forme aiguë. Elle survient le plus souvent, sans cause occasionnelle, mais elle coïncide avec une poussée d'accidents syphilitiques secondaires ou tertiaires.

Le début est marqué par des douleurs, une sensation de pesanteur ; le testicule semble au malade augmenté de volume, il pèse plus que celui de l'autre côté ; cette gêne est souvent très marquée ; chez quelques malades il existe une douleur spontanée, douleur qui est exaspérée par la marche (1). La pression sur le côté atteint est douloureuse, elle peut toutefois être supportée. La pression testiculaire est normale.

La douleur existe à la pression sur tout l'épididyme ou sur la tête seulement. Les bourses sont saines ; dans un cas (2), rapporté par Dron, il y eut une tuméfaction

(1) Th. Balme, 1876, obs. II.
Archives générales, 1863, obs. VIII et obs. IX.

(2) Archives générales de médecine, 1863, obs. III.

du scrotum, et chez ce malade il n'y avait pas eu de cause occasionnelle (coup, choc) qui pût expliquer cette inflammation ; il n'avait jamais eu de blennorrhagie.

La palpation fait reconnaître les mêmes noyaux sur l'épididyme, sur la tête ; la consistance est dure, ligneuse ; le siège de ces noyaux varie comme nous l'avons vu plus haut.

La maladie se résout bientôt sous l'influence du traitement. La durée varie, ordinairement la guérison est obtenue en 40 à 45 jours ou 2 mois (Dron).

Bien différente est l'épididymite aiguë.

L'inflammation débute subitement ; le malade ressent une douleur aiguë, très vive, spontanée, bilatérale (1) ou d'un seul côté (2) suivant le siège de la lésion ; elle existe spontanément et s'irradie le long du cordon jusque vers les aines (3), la marche est impossible ; la douleur est augmentée par le moindre mouvement, le moindre froissement au niveau des bourses qui sont restées saines. Chez trois de nos malades la douleur survint sans cause connue : chez un seul (obs. IV), la maladie récidiva sur le même organe à la suite de fatigues et de marches. Nous avons là un début ressemblant à celui de l'orchite blennorrhagique ; mais chez trois de nos malades il n'y eut jamais de blennorrhagie.

La pression sur l'épididyme était à peine supportée ; la pression sur le testicule était normale ; seul l'épididyme était donc pris ; la pression était douloureuse au

(1) Obs. III.
(2) Obs. I, II, IV.
(3) Obs. I, II.

niveau du canal déférent, sur le trajet du cordon spermatique. Dans trois cas la lésion était unilatérale, une fois elle fut bilatérale (obs. III). Le testicule correspondant était sain chez deux de nos malades, chez un seul (obs. IV) il y eut, cinq ans avant, orchite traumatique complètement guérie, chez l'autre (obs. II) il y avait eu orchite blennorrhagique du côté opposé à l'inflammation épididymaire.

En continuant l'examen on trouve l'épididyme augmenté de volume dans toute son étendue, mais principalement au niveau de la tête ; les bosselures existent (obs. III) ou bien l'organe est lisse, plus ou moins dur. La délimitation est très nette entre l'épididyme et le testicule. Pas d'hydrocèle.

Les autres fonctions ne sont pas atteintes.

Sauf les symptômes généraux qui manquent, on a sous les yeux le tableau de l'orchite syphilitique inflammatoire signalée par Ricord.

Cet état reste stationnaire pendant huit ou dix jours (obs. I, IV), les douleurs diminuent d'intensité, la pression peut être supportée et le malade reprend ses occupations ; la forme subaiguë lui succède, puis l'état chronique est constitué ; la guérison complète est obtenue en un mois, un mois et demi sous l'influence du traitement.

La maladie peut-elle récidiver? L'observation IV nous montre le fait. L'inflammation épididymaire se montra une seconde fois à l'état aigu deux mois après la première atteinte.

Telles sont donc la marche, la durée de l'épididymite

aiguë, dénomination que préfère M. Dron à celle d'épididyme (communication écrite). Les fonctions génésiques sont conservées.

C'est donc là une forme peu fréquente, puisque nous n'avons pu en réunir que quatre cas. Dans deux cas la lésion fut tertiaire ; une fois il y avait en même temps gomme de la joue, une fois exostose du tibia. Dans ces deux cas la lésion survint dix-huit mois et deux ans et demi après l'accident primitif. Dans les deux autres cas elle était secondaire, dans un, le début de la syphilis est resté ignoré, mais la lésion était bien syphilitique puisqu'elle guérit par le traitement.

Avons-nous eu affaire à une épididymite gommeuse? Nous trouvions-nous, dans l'observation I, en présence d'une gomme en voie d'évolution dans l'épididyme?

Complications. — Nous avons vu tous les accidents syphilitiques concomitants du côté de la peau et des muqueuses, la vaginalite, l'hématocèle, la lésion du cordon ; enfin le sarcocèle peut s'y ajouter. Dans un cas (Th. Balme, obs. XXVI), l'épididymite était unilatérale et, six ans après, il se produisit un double sarcocèle avec une gomme du scrotum.

PRONOSTIC.

La lésion épididymaire disparait toujours par le traitement.

La lésion par elle-même n'est donc pas grave, puisque l'inflammation reste toujours limitée. La forme aiguë est donc une forme bénigne, les fonctions génésiques sont conservées l'éjaculation persiste, et les spermatozoïdes peuvent être trouvés.

L'inflammation de l'épididyme serait-elle l'indice d'une vérole grave ? D'après Julien, l'épididymite irait avec la gravité de la syphilis, et à ce point de vue là, son existence serait d'un présage fâcheux. Cette opinion n'est pas reçue d'une manière générale. En effet, souvent le syphilome nodulaire coïncide avec des accidents secondaires bénins. Néanmoins un traitement spécifique sévère est de rigueur ; il faut éloigner du testicule les lésions testiculaires qui seraient peut-être appelées par la « minor resistentia » dont la lésion épididymaire est un indice peu contestable. (Tédenat.)

En résumé lésion peu grave, mais la surveillance des malades est nécessaire, car le testicule se prend souvent à la suite (Reclus). Il faut donc traiter énergiquement.

DIAGNOSTIC.

Plusieurs médecins contestent les syphilomes épididymaires et les mettent sur le compte de l'affection blennorrhagique. Des observations nombreuses démontrent que le malade n'a jamais eu de blennorrhagie, et que la syphilis seule en est le point de départ.

La blennorrhagie laisse souvent des indurations à la queue de l'épididyme tenant à l'inflammation propagée jusqu'à la glande séminale. L'existence antérieure d'une blennorrhagie et le traitement spécifique pourront assurer le diagnostic. Dans le cas où les indurations chroniques seraient consécutives à une épididymite aiguë, chez un malade peu attentif, le diagnostic serait plus difficile, surtout si en même temps il y a eu coexistence de la blennorrhagie : dans ce cas-là, l'existence du chancre induré, les accidents syphilitiques concomitants et enfin le traitement seront les seuls signes sur lesquels on pourra se baser pour reconnaître la nature de la lésion.

Chez les vieux rétrécis, les prostatiques, on observe des engorgements limités tantôt à l'épididyme, tantôt au testicule, parfois occupant le testicule et l'épididyme. Souvent l'état chronique a été précédé d'un état aigu qui fixe le diagnostic; le plus souvent l'inflammation est chronique d'emblée, l'organe est alors tuméfié, toujours moins dur que dans le syphilome, il est peu douloureux à la pression. Le canal déférent est souvent tuméfié

(Reclus). Dans ce cas-là l'âge du sujet sera moins avancé, on aura en outre les autres symptômes du côté de la miction et du côté de la prostate, souvent le sujet n'aura jamais eu la vérole.

Les kystes wolfiens, les spermatocèles se développent aussi près de la tête, mais ils n'ont pas la dureté du syphilome et font moins corps avec le globus major; la fluctuation est évidente et facile à percevoir; il faut toujours se tenir en garde contre l'existence possible d'une gomme en voie de ramollissement et essayer le traitement spécifique. Dans quelques cas d'inflammation du kyste, on peut se trouver en présence d'une hématocèle wolfienne, dont la dureté est très grande, mais en tout cas l'adhérence avec la tête est moindre que dans le syphilome nodulaire. En outre ces kystes sont rares avant 40 ans (Gosselin).

Les épididymites scrofuleuses et tuberculeuses peuvent être confondues avec les lésions syphilitiques, et « nombre de fois dit M. le professeur Fournier, les épididymites simplement syphilitiques étaient réputées tuberculeuses par la seule raison qu'on se refusait à croire que dans un engorgement circonscrit de cet organe, n'affectant pas le testicule, elles puissent dériver de la vérole ». Mais le plus souvent la tuberculose envahit d'abord le testicule, et dans ces cas-là le diagnostic est facile.

Dans les cas où la tuberculose envahit seule l'épididyme, et fréquemment ce sont les deux têtes qui sont prises, le palper seul ne pourra pas faire reconnaître la lésion; deux cas peuvent se présenter: ou bien les bourses sont saines, on se basera alors sur la non-existence d'un chancre antérieur, l'absence de syphilis, l'absence de lésions pulmonaires, de lésions de la prostate ou des vésicules séminales, ou bien il y a adhérence avec les bourses par suite d'une phlegmasie concomitante, des ouvertures se forment, des fistules existent, par lesquelles s'évacue de la matière ramollie ; le cas de Bertholle ne peut pas nous faire regarder l'existence des fistules comme un signe pathognomonique ; il faudra se baser sur les signes tuberculeux des autres organes, et enfin sur le traitement qui en sera pour ainsi dire la pierre de touche.

L'hématocèle de l'épididyme peut se produire et en imposer après résorption d'une partie de la masse sanguine pour une tumeur syphilitique : dans ce cas, on se basera sur les signes antérieurs qui ont accompagné la formation de l'hématocèle.

Le cancer débute rarement par l'épididyme et le canal déférent, le plus souvent le testicule est d'abord envahi, les bosselures sont plus volumineuses, il y a des douleurs lancinantes et enfin la marche est tout autre.

Les autres lésions, telles que lymphadénomes (Terrillon, Monod), lymphosarcomes, enchondromes, sont toutes différentes.

Si le sarcocèle existe seul ou s'il y a à la fois sarcocèle et épididymite ; au début, le diagnostic sera facile ; lorsqu'il existera des fistules, la lésion se reconnaîtra encore plus facilement.

Supposons un malade syphilitique et cancéreux ; dans ce cas, les symptômes se mélangeront et on pourra essayer le traitement spécifique ; il en sera de même si l'on se trouve en présence d'un malade à la fois tuberculeux et syphilitique.

L'épididymite subaiguë et aiguë sans lésions testiculaires pourra être confondue avec une orchite.

L'orchite blennorrhagique a un début éclatant, sa nature est plus franchement inflammatoire ; elle survient pendant ou peu après les symptômes d'inflammation uréthrale, elle envahit de même d'abord l'épididyme, mais dans l'épididymite syphilitique aiguë, l'écoulement manque, il y aura l'existence antérieure du chancre induré ; les symptômes généraux sont moins intenses, la palpation en outre sera d'un grand secours. Le traitement pourra assurer le diagnostic, surtout dans le cas où il y aurait coexistence de blennorrhagie, orchite blennorrhagique et épididymite.

L'inflammation résultant d'un traumatisme sur le testicule se reconnaîtra d'abord par l'ecchymose au niveau du choc, et il y aura le plus souvent une hydrocèle ou une hématocèle concomitantes.

Les maladies générales (oreillons, rhumatisme, tuberculose, décours de fièvres graves) peuvent donner lieu à une inflammation aiguë de la glande ; mais le testicule est pris d'abord et la simple inspection lèvera tous les doutes.

L'orchite syphilitique à allure inflammatoire décrite par Ricord, admise par Reliquet, Reclus, se traduit par des symptômes brusques : douleur, tuméfaction rapide ; le testicule est envahi, l'épididyme est sain, donc pas d'erreur dans le diagnostic ; M. Gosselin admet cette forme, mais, pour lui, elle serait souvent le début d'un sarcocèle syphilitique qui suivrait sa marche habituelle.

En résumé, le traitement sera d'un grand secours, sitôt que l'on soupçonnera la nature spécifique de l'épididymite et en outre servira à assujettir le diagnostic.

TRAITEMENT.

Le mercure et l'iodure de potassium sont les deux spécifiques de la vérole : à la période secondaire, on pourra employer le mercure et l'iodure à la période tertiaire.

Pour Tédenat, l'épididymite syphilitique doit se traiter par la médication mercurielle ou mieux par la médication mixte. Cet auteur emploie souvent avec succès, surtout chez les syphilitiques dartreux, la liqueur de Donovan (solution iodo-arsenicale de mercure) à la dose de 1 à 4 grammes par jour, prise soit dans du lait soit au commencement du repas.

Que la lésion soit secondaire ou tertiaire, ou devra d'ordinaire prescrire le traitement mixte en commençant par 2 grammes d'iodure de potassium, 1 gramme à chacun des principaux repas ; on élèvera progressivement la dose de 0,50 cent. tous les deux ou trois jours et l'on ne craindra pas d'arriver à 5 ou 6 grammes, si la résolution ne s'affirme pas franchement ou si elle éprouvait quelques retards dans sa marche. En même temps, surtout dans la syphilis jeune, le malade prendra 0,05 à 0,10 de protoiodure de mercure. Peut-être y aurait-il lieu de remplacer ces pilules soit par un bain au sublimé corrosif, soit par des frictions quotidiennes avec 3 ou 4 grammes d'onguent napolitain sur le scrotum ou la partie interne des cuisses ; on ne négligera d'ailleurs aucune des précautions d'usage (1).

Si ce traitement n'était pas supporté, on pourrait faire des injections sous-cutanées d'albuminate ou de peptonate mercurique.

De même, le traitement local sera simple ; si la lésion est aiguë, on prescrira le repos au lit. M. Dron emploie contre la douleur (communication écrite) l'appareil ouato-caoutchouqué (suspensoir de Langlebert) qui lui réussit contre toutes les tumeurs des bourses.

(1) Syphilis du testicule. Reclus.

Observation I.

Epididymite aiguë unilatérale gauche. 18 mois après accident primitif. Guérison.

(Observation inédite, communiquée par M. le Dr Reclus.)

M. X..., 40 ans, présente, comme antécédents pathologiques, une fièvre typhoïde qui a évolué normalement, un peu plus tard, une scarlatine, et à la suite, une pleurésie dont il ne reste pas de traces.

Vers l'âge de 14 ans, deux pneumonies. A l'âge de 16 ans il fut pris d'une fièvre intermittente qui dura trois mois et guérit par le sulfate de quinine.

Depuis cette époque, le malade jouit d'une bonne santé habituelle.

Vers le milieu du mois de mai 1880, on constate une érosion linéaire, à base indurée, unique, au niveau de la couronne du gland, présentant tout l'aspect du chancre syphilitique. En même temps, retentissement ganglionnaire double, indolent, constituant la pléiade de Ricord : les ganglions sous-occipitaux existent.

Quatorze jours après, pendant tout le mois de juin, affaiblissement général, douleurs rhumatoïdes très vives, insomnies et sueurs nocturnes. On institue un traitement local : lotions avec du vin aromatique, pansement avec la poudre de bismuth et calomel ; le traitement général consiste en pilules de fer et vin de quinquina.

La cicatrisation du chancre est complète au bout de trois semaines, l'induration seule persiste à ce niveau.

Vers le milieu du mois de juillet, c'est-à-dire deux mois après l'accident primitif, apparaît une roséole généralisée, plus marquée sur le ventre que sur la poitrine. Dans les premiers jours d'août, mal de gorge, les piliers du voile du palais sont rouges et on distingue deux plaques muqueuses à ce niveau. On ordonne : pilules de proto-iodure de Ricord, à prendre 2 par jour. Le traitement est interrompu deux fois à cause d'une diarrhée persistante. Le malade ne peut prendre que 20 pilules, néanmoins tous les accidents disparaissent, la roséole et les plaques muqueuses ne laissent aucune trace; quand, vers le mois de janvier 1881, à la suite de fatigues répétées, on voit apparaître sur le ventre trois ou quatre pustules d'ecthyma; une plaque muqueuse se montre au niveau du pilier gauche. Cette poussée est accompagnée de sueurs nocturnes et d'insomnie.

On fait reprendre au malade 2 pilules de proto-iodure par jour, une le matin, une le soir et 1 gramme d'iodure de potassium à midi. Tous les accidents disparaissent sous l'influence du traitement, et, vers la fin de février, à la place de pustules d'ecthyma, on voit des cicatrices couleur jambon caractéristiques.

Pendant l'espace de temps de février à novembre 1881 se succédèrent plusieurs poussées caractérisées par des plaques muqueuses dans la gorge et quelques éruptions croûteuses du cuir chevelu. L'adénite sous-occipitale persiste.

Le traitement, du mois de février vers la fin d'août, consiste en 2 pilules de proto-iodure par jour.

Pendant le mois d'août une cuillerée de sirop Gibert matin et soir.

Vers le 15 novembre le malade est pris subitement d'une douleur très vive dans le testicule gauche, s'irradiant dans tout le trajet du cordon. Ces douleurs sont spontanées et augmentées par la plus légère pression. Par la palpation l'épididyme gauche est augmenté de volume au niveau de la tête : on sent une tuméfaction élastique.

Au bout de quatre à huit jours la consistance devient dure et ligneuse et la tête de l'épididyme fait reconnaître un noyau du volume d'une petite noisette bosselée et encore un peu douloureuse à la pression. — Traitement : une cuillerée de sirop Gibert matin et soir; à midi 1 gramme d'iodure de potassium, repos au lit.

C'est à la fin de novembre 1881, c'est-à-dire dix-huit mois après le début de l'accident primitif que l'épididymite aiguë survient et c'est à ce moment-là que le malade vint consulter M. le Dr Reclus.

L'examen montre que l'épididyme gauche a déjà diminué de volume. On lui fait prendre 4 grammes d'iodure de potassium par jour.

Vers le 10 décembre, quand le malade revint, l'épididyme a repris son aspect normal : le nodule à disparu.

Au mois de janvier 1882, c'est-à-dire presque au même moment où l'affection de l'épididyme disparaît, on voit, au niveau de la joue gauche, une tuméfaction apparaître sous la peau, de la grosseur d'un haricot. Ce noyau glisse facilement sous la peau qui ne lui est pas adhérente, il est indolent et à son niveau la peau est saine.

Il présente tous les caractères de la gomme.

Traitement : sirop de Gibert, deux cuillerées. Iodure de potassium, 4 grammes.

Depuis cette époque, aucun accident n'est survenu, le sirop de Gibert et l'iodure de potassium ont été plusieurs fois repris et interrompus.

Cette observation démontre l'acuité de la lésion épididymaire et aussi son temps d'évolution nous prouve que nous avons affaire à un accident tertiaire, puisque la maladie est survenue avec une gomme de la joue.

Observation II (inédite).

(Communiquée par Hache, interne des hôpitaux. Service de M. Guyon, à Necker.)

Le nommé B... (Louis), âgé de 40 ans, terrassier, entre le 18 décembre 1883, dans le service de M. le professeur Guyon, à Necker.

En 1876, à la suite d'un coup sur le testicule gauche qui lui a fait perdre connaissance et a déterminé la production d'une hématocèle pariétale, ce malade est resté au lit pendant six semaines avec de la fièvre, des douleurs vives et des élancements dans le testicule gauche. Au bout de ce temps, les douleurs se sont calmées et les bourses ont commencé à diminuer de volume, rendant alors appréciable la tuméfaction du testicule qui est resté sujet à des exacerbations douloureuses « au moment des changements de temps », dit le malade.

En 1880, il a contracté sa première blennorrhagie à la suite de laquelle il a gardé pendant deux ans une goutte militaire aujourd'hui disparue. Pendant cette période il a souffert à plusieurs reprises du testicule gauche qui est encore un peu augmenté de volume.

Il y a deux mois, sans cause connue, l'épididyme droit est devenu douloureux spontanément et surtout pendant la marche et à la pression ; il a augmenté assez rapidement de volume et la douleur s'est propagée le long du cordon jusqu'à l'aine ; au bout de quelques jours, ces symptômes allèrent en augmentant et le malade se décida à entrer à l'hôpital après avoir beaucoup marché jusqu'au dernier jour.

A son entrée, on constate une épididymite aiguë du côté droit : sensibilité vive à la pression de l'épididyme qui est très augmenté de volume et uniformément dur sans bosselures. Cette induration et cette sensibilité se retrouvent sur le trajet du canal déférent jusqu'à l'aine, le testicule de ce côté est de volume et de consistance normales, il n'y a pas de liquide dans la vaginale. Du côté gauche, on trouve un testicule deux fois et demie plus gros que du côté opposé, du volume d'un gros œuf et très dur, comme cartilagineux ; sa consistance est partout la même et sa surface parfaitement lisse ; la pression y réveille la sensibilité testiculaire normale. L'épididyme est normal et il n'y a pas non plus d'hydrocèle appréciable de ce côté.

La prostate et les vésicules séminales sont absolument saines, l'explorateur à boule ne permet de reconnaître aucune trace de uintement pathologique dans l'urèthre antérieur ni postérieur ; nfin l'interrogatoire ne fait relever aucun antécédent spécifique, ni enrouement prolongé, ni taches sur le corps, ni maux de tête, ni douleurs ostéocopes, etc. Le malade ne présente aucune trace actuelle de syphilis.

M. Guyon porte par exclusion, sans l'affirmer, le diagnostic de lésion syphilitique et donne l'iodure de potassium porté à 4 grammes en vingt-quatre heures, en quatre fois, dès le troisième jour. Le malade ne présente aucun symptôme d'intolérance et au bout de trois jours de traitement l'épididyme était indolent et le testicule notablement plus souple.

Cette amélioration a rapidement progressé et quand le malade a voulu quitter l'hôpital après dix jours de traitement, la marche ne réveillait plus aucune douleur même sans suspensoir; le testicule gauche, de consistance normale, était seulement un peu plus gros que celui du côté opposé et la seule trace de l'affection épididymaire était un noyau induré d'un centimètre de diamètre environ au niveau de la queue de l'organe qui était encore un peu sensible à la pression.

En somme la rapidité de la guérison par l'iodure de potassium rend presque certaine la nature syphilitique de ces accidents, quoique l'orchite et l'épididymite s'éloignent chacune par plusieurs de leurs caractères de la description classique du testicule syphilitique.

Le début nettement traumatique de l'orchite accompagné de douleurs qui se sont réveillées à plusieurs reprises, la conservation de la sensibilité testiculaire et l'absence des inégalités de résistance pathognomonique devaient forcément obscurcir le diagnostic. Notons encore l'absence d'hydrocèle, même du côté de l'épididyme qui se caractérisait aussi par la régularité de sa consistance. L'épididymite syphilitique aiguë existait bien; l'époque de son apparition dans notre observation viendrait à l'appui de l'opinion de M. Reclus, qui tiendrait à en faire un accident tertiaire ; malheureusement l'absence totale d'antécédents lui enlève beaucoup de sa valeur.

Observation III (inédite).

(Communiquée par M. le Dr Dron (Lyon.)

Epididymite aiguë secondaire bilatérale. Guérison en deux mois. Plaques muqueuses. Syphilides papuleuses.

Jean B... âgé de 23 ans, entre à la clinique de l'Antiquaille le 18 septembre 1882.

Il se plaint d'une tumeur des bourses qui l'empêche non seulement de marcher et de travailler, mais qui est le siège de douleurs spontanées très vives, même quand il est couché : ces douleurs sont survenues subitement depuis quelques jours.

En examinant les bourses on trouve une tuméfaction assez dure des deux épididymes, atteignant à gauche le volume d'un œuf de poule, un peu moindre à droite, très douloureuse au toucher et rappelant tout à fait l'épididymite blennorrhagique; peu de symptômes généraux. Interrogé sur la cause de ces tumeurs, le malade ne se rappelle pas avoir fait de violents efforts, avoir reçu une contusion sur cette région et nie avoir jamais eu de blennorrhagie : son canal ne présente au moment de l'examen aucun écoulement. M. Dron le prie de ne pas uriner le matin avant la visite pendant plusieurs jours et chaque fois on constate l'absence de tout suintement uréthral. La tumeur des épididymes ne reconnaissait pas pour cause une uréthrite : elle ne présentait pas non plus les caractères de l'épididymite tuberculeuse.

On dut chercher leur étiologie dans la syphilis dont le malade offrait des manifestations non douteuses : plaques muqueuses buccales et anales, syphilides papuleuses, lésions qui avaient été précédées d'un chancre dont on trouvait encore la cicatrice indurée.

On institue le traitement général avec le proto-iodure hydrarygirique : frictions d'onguent napolitain belladoné sur les bourses qui sont enveloppées ensuite dans l'appareil ouato-caoutchouqué (suspensoir de Langlebert).

Huit jours après la douleur avait complètement disparu : les tumeurs ont diminué de volume, elles sont indolentes à la pression. On continue le même traitement.

10 octobre 1882. Le malade se lève, les nodules ont la grosseur d'un haricot, les bourses restent saines, glissent librement sur les nodosités : par la palpation elles sont dures, bosselées.

Le malade quitte l'hôpital le 4 novembre 1882. Les épididymes avaient leur souplesse et leur volume normaux.

Nous voyons donc là un cas bien net d'épididymite syphilitique aiguë bilatérale; quoique la date du chancre n'ait pas été notée, la lésion coïncidait avec des accidents secondaires ; le malade en outre n'avait jamais eu de blennorrhagie, les testicules étaient absolument sains. M. Dron ajoute que, dans son mémoire de 1863, il avait eu à étudier toujours la lésion chronique, quoique dans certains cas il y eût quelques douleurs sourdes; mais que cette observation, par la tuméfaction et la douleur, méritait bien le nom d'épididymite, préférant la dénomination d'épididyme pour les cas où la lésion est chronique.

Observation IV (personnelle).

Epididymite aiguë unilatérale droite tertiaire. Récidive. Pas de blennorrhagie.

M. X..., âgé de 30 ans, d'une bonne santé habituelle, contracte un chancre induré vers la fin du mois de mars 1879, trente-sept jours après le coït avec la femme malade.

Roséole, quinze jours ou trois semaines après ; puis deux mois après le chancre, plaques muqueuses buccales, qui se firent par poussées successives, et qui durèrent jusque vers le mois d'avril ou mai 1882.

Vers le milieu du mois d'août 1882, c'est-à-dire deux ans et demi après l'accident primitif, le malade ressent tout à coup une douleur au niveau de la bourse droite. Cette douleur est spontanée et exagérée par la moindre pression. La marche est impossible.

On donne 4 grammes d'iodure à prendre dans les vingt-quatre heures et au bout de dix jours de repos au lit, la douleur a complètement disparu. Il persiste un noyau, au niveau de la tête de l'épididyme, et qui tend à se résorber.

Dans l'espace de temps qui s'écoule du mois d'août au mois d'octobre 1882, le malade ne présente pas d'accidents syphilitiques. Vers la fin du mois d'octobre de la même année, à la suite de fatigues et de marches, on voit apparaître une arthrite aiguë droite avec un peu d'épanchement. La crête du tibia gauche présente une exostose assez marquée. En même temps l'épididymite aiguë droite récidive; mêmes douleurs aiguës et lancinantes qu'à la première atteinte.

Traitement. — Repos. 10 centigrammes de proto-iodure hydrargyrique et 4 grammes d'iodure de potassium dans les vingt-quatre heures.

Au bout de quinze jours tout a disparu. Depuis cette époque, on a prescrit à diverses reprises l'iodure de potassium et aucun accident syphilitique n'est reparu.

Observation V (inédite).

(Service de M. le Dr Horteloup, Midi.
Communiquée par M. Wickham, interne du service.)

Le nommé Gustave F... présente comme antécédents une blennorrhagie il y a deux ans. L'écoulement a duré quatre à cinq mois ; à la suite, orchite blennorrhagique gauche soignée à Cochin, service du Dr Després. Guérison en trois semaines.

Un mois après l'orchite, nouvelle blennorrhagie, durée quinze jours, puis rétrécissement de l'urèthre, bougie nº 12. Jet mince en arrosoir ; à ce moment, par palpation, induration de la tête de l'épididyme gauche, pression douloureuse, le malade l'ignorait.

Il a contracté déjà depuis deux mois un chancre induré pour lequel il a été soigné dans le service de M. Simonet; ce chancre existait sur la face externe et latérale droite du fourreau. L'incubation de la vérole avait duré un mois.

Il entre le 20 juillet 1881 dans le service : on voit encore une vaste cicatrice blanchâtre empiétant sur la face inférieure de la verge. Pléiade indolente occupant les deux aines, syphilide érosive du gland. Roséole a apparu il y a un mois et on voit encore quelques traces cuivrées sur le thorax.

Plaques muqueuses anales hypertrophiques apparues depuis un mois. Dans la gorge et sur les côtés de la langue, vers la pointe, syphilides ulcéreuses.

On institue le traitement. Iodure de potassium 4 grammes, 2 pilules de proto-iodure hydrargyrique.

5 août 1881. Syphilides ulcéro-croûteuses autour du nez.

Par la palpation, queue de l'épididyme droit faisant corps avec glande, volume d'un petit pois. Sensible à la pression.

Traitement continué.

Guérison en un mois.

Observation VI (inédite).

(Service de M. le Dr Horteloup. Communiquée par M. Wickham.)

Henri R... se présente à la consultation le 8 octobre 1881, avec des noyaux indurés à la face interne du prépuce. L'incubation de la maladie est indéterminée. En l'examinant, on trouve la pléiade ganglionnaire double indolente, une roséole maculeuse caractéristique et des plaques muqueuses buccales et anales.

Sur la lèvre inférieure, on retrouve la cicatrice indurée d'un chancre dont le début remonterait à six semaines et qui se serait cicatrisé depuis une huitaine de jours. Il a en outre les ganglions sous-maxillaires engorgés, durs ; il perd ses cheveux depuis une quinzaine de jours.

Le malade n'a jamais eu de blennorrhagie. En examinant les

bourses, on sent à droite un nodule gros comme une noisette au niveau de la queue de l'épididyme. Le malade se serait aperçu que son testicule grossissait il y a un mois.

Il sort de l'hôpital le 12 octobre, sans qu'on ait pu suivre la maladie.

Nous avons sous les yeux une épididymite syphilitique secondaire survenue un mois après le chancre, et apparaissant avec les accidents secondaires (plaques muqueuses, roséole, etc.). Remarquons en outre que le malade n'a jamais eu de blennorrhagie, et que l'on ne trouve pas de causes occasionnelles, pas de traumatisme, qui ait pu donner naissance à cette lésion.

Observation VII (inédite).

(Service de M. le Dr Horteloup.)

Victor D... entre à l'hôpital le 13 août 1881.

Il y a un mois chancre induré sous-préputial, survenu dix jours après le coït.

A son entrée, la cicatrisation du chancre est presque complète, mais on peut encore voir une balano-posthite concomitante. L'adénopathie ganglionnaire double existe.

On peut sentir en outre un noyau au niveau de la tête de l'épididyme, le testicule est mou ; le début de la lésion épididymaire n'est pas signalé.

Observation VIII (inédite).

(Service de M. le Dr Horteloup.)

Henri E..., âgé de 18 ans, présente des antécédents scrofuleux ; il vient à la consultation le 3 septembre 1881.

Il a été soigné dans le service de M. Mauriac pour un chancre induré, vers le milieu d'avril 1881, c'est-à-dire il y a quatre mois et demi.

L'incubation du chancre a été à peu près de trois semaines.

En l'examinant, on trouve la pléiade ganglionnaire, des syphilides maculeuses au niveau du des, sur le pourtour des cuisses, sur les fesses et sur les jambes. Plaques muqueuses anales.

Il y a deux mois, par conséquent deux mois et demi après l'accident primitif, le malade a remarqué des bosselures sur son testicule gauche.

En l'examinant, on sent une série de nodules sur la tête et la partie antérieure du corps de l'épididyme. Ces bosselures sont indolentes à la pression, et la plus grosse a la dimension d'un petit pois.

Le traitement est institué : 2 pilules de proto-iodure hydrargyrique, et le malade sort le 20 septembre 1881 non guéri.

Observation IX.

(Mentionnée dans les clinique et critique chirurgicales de M. Reclus, 1884.)

M. X..., il y a douze ou treize ans, prit un chancre induré diagnostiqué par M. Fournier. A la suite, il eut une roséole, des plaques muqueuses buccales, et après dix mois de traitement aucun accident ne survint. Ce malade est porteur d'un double varicocèle, volumineux surtout à droite.

Au mois d'avril 1882, c'est-à-dire onze ans après l'accident primitif, le malade très attentif et très soigneux s'aperçut que la bourse droite se tuméfiait. Il put sentir une tumeur allongée en arrière de la glande, tumeur qu'il comparaît à une amande surajoutée au testicule ; mais comme il n'existait pas de douleur, le malade ne s'en inquiéta pas. Les fonctions génésiques étaient conservées.

Ce n'est qu'un an après, le 25 mars 1883, qu'il consulta pour la première fois M. le Dr Reclus. En l'examinant, on trouve le testicule, la prostate et le cordon sains. L'épididyme droit doublé de volume présente à sa partie supérieure un noyau de la grosseur d'une noisette; il est absolument indolore, même à la pression, dur, inégal, et des bosselures semblables à des grains de plomb se rencontrent aussi à la queue de l'organe.

Le 3 avril, huit jours après, le malade vient nous revoir; il avait pris par jour 4 grammes d'iodure de potassium; l'amélioration est considérable, les lésions de la queue de l'épididyme ont disparu; le tissu en est souple; au niveau de la tête, il reste deux ou trois petits noyaux, semblables à des pois, fort durs encore, mais indépendants les uns des autres.

Le 29 avril, l'épididyme eût été complètement normal, n'était un petit nœud dans le globus major.

Le 27 mai, quand le malade nous fit sa dernière visite, cette dureté anormale avait disparu, bien que l'emploi de l'iodure de potassium fût suspendu depuis plus de quinze jours.

Observation X.

Service de M. le Dr Féréol. (Charité). — Communiquée par M. Leprévost, interne du service.

Epididymite syphilitique double.

L..., 23 ans, boulanger, se présente à la consultation de M. Féréol, hôpital de la Charité, le 4 mai 1883. Il vient réclamer un traitement pour des syphilides ulcéreuses des amygdales, déjà traitées à l'hôpital Saint-Louis.

L'examen de ce malade fait reconnaître les manifestations syphilitiques suivantes : syphilides ulcéreuses des amygdales, de la commissure labiale et de l'angle interne de l'œil gauche, de la marge de l'anus, du sillon balano-préputiale. Adénopathie inguinale bi-latérale, cordon lymphangitique très dur du dos de la verge. Adénopathie sous-occipitale. Croûtes dans les cheveux; syphilides papuleuses et papulo-squameuses en grande abondance sur les bras et sur le tronc (l'état des testicules n'a pas été noté). Un peu au-dessus du genou gauche et au niveau du grand trochanter correspondant, on trouve deux cicatrices pigmentaires à la périphérie, blanches, lisses et légèrement gaufrées à leur centre. Le malade ne peut donner sur l'époque et le mode d'apparition de ces cicatrices aucun renseignement précis.

Dans le sillon balano-préputial, un peu à droite du frein, on trouve une cicatrice indurée, trace du chancre initial. Ce chancre a été observé vers la fin de septembre, mais, comme il tardait à se cicatriser, le malade est entré seulement en janvier, à l'hôpital du Midi, dans le service de M. Simonet, où il est resté seulement pendant treize jours. Quelques jours après sa sortie du Midi, il entre d'abord à la Charité où il ne fait que passer, puis à Saint-Louis, où il est soumis au traitement mercuriel pendant un mois, dans le service de M. le Dr Besnier.

C'est au mois de mai seulement qu'il se présente à la Charité, porteur des accidents que nous avons signalés et contre lesquels M. Féréol prescrit :

Deux pilules de proto-iodure de mercure de 0,05 cent.
Deux bains de sublimé par semaine.
Un gargarisme au chlorate de potasse.

Huit jours plus tard le malade se présente de nouveau, cette fois, pour une iritis accompagnée de douleurs circumorbitaires des plus vives, qui le décident à entrer salle Saint-Ferdinand. C'est alors que nous découvrons chez notre malade une altération des deux épididymes que le malade ne soupçonnait même pas. Dans la tête de l'épididyme gauche, on trouve deux noyaux, de la grosseur d'un pois, durs, arrondis, séparés par un sillon assez net, mais se continuant l'un l'autre dans le sens antéro-postérieur, soudés en quelque sorte l'un à l'autre, mais mobiles avec la tête de l'épididyme sur le bord postéro-supérieur du testicule. La pression ne provoque aucune douleur, le testicule est sain; pas d'épanchement dans la vaginale, le cordon, la queue et le corps de l'épididyme ne présentent rien d'anormal. Il en est de même à droite, seulement dans la tête de l'épididyme de ce côté on trouve un noyau unique en tout semblable à ceux de l'épididyme opposé. Les fonctions génésiques ne sont nullement troublées. Le canal de l'urèthre n'est le siège d'aucun écoulement. Cependant le malade dit avoir contracté une blennorrhagie au mois de juillet 1882. Il n'a pas eu d'orchite et l'écoulement a disparu assez rapidement.

Notre malade est petit, pâle et assez anémié, cependant il est vigoureux et fortement musclé. Il n'a jamais ni craché ni uriné de sang. Il n'y a pas de tuberculeux dans sa famille, et l'examen de la poitrine ne révèle rien de suspect. Cependant il dit avoir eu une fluxion de poitrine à droite quelques années auparavant. Le toucher rectal montre que la prostate et les vésicules séminales ont leur configuration normale.

M. Féréol pense qu'il s'agit d'une épididymite syphilitique et prescrit le traitement mixte, 2 gr. d'iodure de potassium, une cuillerée à bouche de sirop de Gibert.

Sous l'influence de ce traitement la plupart des manifestations syphilitiques disparaissent. Seules les tumeurs épididymaires persistent. Elles ont bien paru céder un peu dans les premiers temps, mais le travail de résorption paraît s'être arrêté, et quand, après un mois de séjour, le malade quitte l'hôpital, ces tumeurs présentaient à peu près le même volume qu'à son entrée.

Nous avons revu ce malade dans le courant de juillet. Bien qu'il nous ait affirmé avoir suivi fidèlement le traitement mixte qui lui avait été prescrit, aucun changement notable ne s'était produit dans l'état des ses épididymes.

Nous ajoutons une observation que nous devons à l'obligeance de M. le professeur Fournier.

Quoiqu'il y ait en même temps sarcocèle, le malade est intéressant parce qu'il présente en même temps des symptômes tabétiques très nets.

Observation XI.

(Service de M. le professeur Fournier. Communiquée par M. Dubreuil, interne du service.)

César R..., maçon, âgé de 44 ans, est couché au n° 60, salle Saint-Louis.

Il est entré dans le service de M. le professeur Fournier le 19 février 1884 pour des symptômes d'ataxie.

Dans ses antécédents on trouve une blennorrhagie à l'âge de 22 ans.

Il y a quatorze ans, le malade avait alors 30 ans, il était entré au Midi dans le service de M. Dolbeau pour une syphilis ; à ce moment il présentait un chancre induré très net, traité par le proto-iodure hydragyrique. Il vit se dérouler tous les accidents secondaires, roséole, plaques muqueuses. Ces accidents durèrent à peu près quatre ou cinq mois.

Quatre ans après le début de sa syphilis, le malade rentre dans le service de M. Cruveilhier pour des symptômes de rétrécissement; il en sort à peu près guéri trois mois après.

En 1876, le malade présente une incontinence d'urine. Il perd ses urines pendant la nuit, et le jour quelques gouttes s'échappent malgré lui et tachent son linge; il est obligé de porter un urinal: iln'ya pas d'incontinence des matières fécales. En même temps se montrent de véritables douleurs fulgurantes sur les membres inférieurs et sur les membres supérieurs. Ces douleurs sont semblables à celles quedonneraient des décharges électriques et à leur niveau il y a hyperesthésie cutanée très nette. L'engourdissement cubital existe des deux côtés.

Ni troubles de la sensibilité, ni troubles de la vue.

Ce n'est que quatre ans après le début de son ataxie qu'apparaissent les troubles de lamotilité. Le malade se fatigue plus vite, il y a de l'anesthésie plantaire. La démarche est caractéristique, ses jambes sont projetées en avant et retombent sur les talons.

Le réflexe patellaire est aboli ; si l'on fait fermer les yeux au malade, tout en restant debout, il a une oscillation très marquée, Pas de troubles de la vue. Les fonctions digestives sont normales.

Etat actuel : les douleurs fulgurantes ont diminué d'intensité, mais les troubles de la motilité sont plus accentués ; marche difficile, surtout dans l'obscurité pour monter les escaliers. Signe de Romberg très net. Le réflexe rotulien est aboli. Les pupilles sont immobiles, légèrement dilatées et sont lentes à se contracter sous l'influence de la lumière et de l'accommodation. Rétention d'urine et douleur en ceinture. On constate en même temps des troubles trophiques, caractérisés par un mal perforant de la face plantaire au niveau du gros orteil gauche et au niveau du deuxième orteil droit. A gauche, il s'est éliminé un petit os accompagné d'une légère suppuration.

Le malade a remarqué depuis quelques mois, que son bras gauche était inhabile, et si, après lui avoir fait fermer les yeux on lui ordonne de toucher le nez avec son index, il le trouve difficilement après une série de tâtonnements et d'oscillations. Quelques troubles légers de la sensibilité ; pas d'hyperesthésie. Le malade présente en outre de véritables accès de crampes tétaniques aux membres inférieurs,

En poussant plus loin l'examen on trouve une tumeur bilatérale au niveau des testicules. Ces tumeurs sont formées par des bosselures de la grosseur d'une noisette, situées surtout au niveau de la queue de l'épididyme. Le testicule est moins envahi. Ces masses présentent une dureté très nette, de consistance ligneuse : tout l'épididyme paraît être augmenté de volume, les bourses sont saines. Le malade ne peut nous donner aucun renseignement au point de vue de l'époque d'apparition de ces nodules. Ils sont toujours restés indolents : la pression testiculaire est normale.

Traitement : Pilules Dupuytren, 2 par jour.

Nous avons sous les yeux un malade présentant un double sarcocèle syphilitique et en plus une double épididymite de même nature. Le testicule est moins pris.

L'ataxie locomotrice progressive paraît bien dépendre de la syphilis, puisque les symptômes apparurent deux à cinq ans après le chancre. L'épididymite chronique est en outre tertiaire.

INDEX BIBLIOGRAPHIQUE

ASTRUC. — Traité des maladies vénériennes. Traduction française de Louis, 1777.

BALME. — Epididymite syphilitique. Thèse de Paris, 1876.

B. BELL. — Traité de la gonorrhée virulente. Traduction française de Bosquillon, t. II, p. 193.

CURLING. — Maladies du testicule. Traduction française par M. Gosselin. Paris, 1857.

DIDAY. — Nouvelles doctrines sur la syphilis.

DRON. — De l'épididymite syphilitique Archives générales de médecine, novembre et décembre 1863.

FOLLIN. — Traité de pathologie externe, t. I, p. 706.

FOURNIER. — Du sarcocèle syphilitique et de l'épididymite secondaire, in Mouvement médical, septembre, octobre, novembre 1874.

GOSSELIN. — Annotations du traité de Curling.

GOSSELIN et WALTHER. — Art. Testicule. Nouveau Dictionnaire de médecine et de chirurgie pratiques.

HÉLOT. — Mémoire sur le testicule syphilitique. Journal de chirurgie t. IV, 1846.

J. HUNTER. — Traité des maladies vénériennes.

LANCEREAUX. — Traité de la syphilis, 1866.

RECLUS. — De la syphilis du testicule. Paris, 1882.

RECLUS. — Clinique et critique chirurgicales, 1884.

RICORD. — Art. Gazette des hôpitaux, 1845, 1846, 1850. Art. Gazette médicale, 1841.

ROHMER. — Thèse d'agrégation, 1883. Du sarcocèle syphilitique.

SWEDIAUR. — Traité des maladies vénériennes et syphilitiques, t. , p. 142.

TÉDENAT. — Montpellier médical, 1881, juillet et décembre Etude sur les affections syphilitiques du testicule.

Paris. — A. PARENT, imp. de la Fac. de médec., A. DAVY, successeur, 52, rue Madame et rue M.-le-Prince, 14.

www.ingramcontent.com/pod-product-compliance
Ingram Content Group UK Ltd.
Pitfield, Milton Keynes, MK11 3LW, UK
UKHW021131230726
13926UKWH00002B/735